AF402718

e 76

TRAITEMENT

DES

MALADIES DE MATRICE

PAR LES LIQUIDES

ET

SUPPRESSION DES CEINTURES HYPOGASTRIQUES,

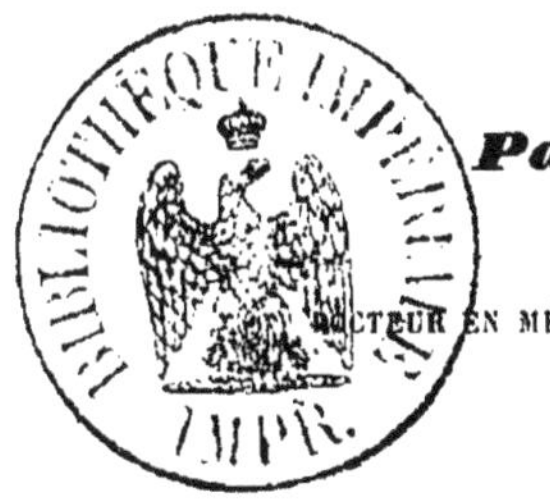

Par *J. V. GAIRAL*,

DOCTEUR EN MÉDECINE, CHEVALIER DE LA LÉGION-D'HONNEUR.

CHARLEVILLE,

Typographie et Lithographie de A. POUILLARD.

1856.

AVANT-PROPOS.

Plus une maladie a de tendance à s'étendre et à se
généraliser, par la raison qu'elle débute et marche sour-
dement, ne se laissant apercevoir le plus souvent qu'après
avoir fait de profonds ravages, plus il devient nécessaire
de tenir en garde contre elle les personnes qui peuvent
en être victimes. Aussi est-ce dans ce but que nous pu-
blions notre petite brochure, afin que les dames qui sont
libres de toute atteinte ne se laissent pas surprendre, et
que celles déjà affectées ne laissent pas jeter de trop
profondes racines. Nous voulons parler des maladies de
matrice. Cet organe, par les hautes fonctions qu'il rem-
plit, par les grandes relations qu'il a avec les autres
organes, est, sans contredit, celui de la femme dont les
maladies ont les conséquences les plus fâcheuses. Nous
espérons donc qu'on évitera ces tristes conséquences en
réclamant de bonne heure les avis d'un médecin, et en
ne reculant pas au besoin devant un traitement rendu
aujourd'hui aussi facile et aussi sûr que de courte durée.

TRAITEMENT
DES MALADIES DE MATRICE

PAR LES LIQUIDES,

Et suppression des Ceintures hypogastriques.

De toutes les maladies qui affligent les femmes, les plus fréquentes et les plus généralement répandues, ce sont, sans contredit, les maladies de matrice, et de là, le plus souvent, ces nombreuses variétés de phénomènes morbides qui se manifestent sur tous les points de l'économie, parfois difficiles à analyser par les praticiens même les plus expérimentés, et que la médecine est appelée à combattre depuis pour ainsi dire l'enfance jusqu'à la vieillesse la plus avancée. Mais, chose digne de remarque, si les affections de matrice sont celles dont les femmes sont le plus fréquemment atteintes, nous sommes, à regret, forcé de dire que ce sont aussi celles sur lesquelles leur attention se porte le moins.

Ce manque d'attention de la part des femmes sur un organe qui joue un si grand rôle, vient, nous n'en doutons point, de ce que jamais ou presque jamais elles n'éprouvent de douleurs dans la région du bas-ventre, car c'est ordinairement par des symptômes généraux très-variés que se traduit la maladie, en raison des parties du système nerveux qui se trouvent le plus sympathiquement mises en jeu.

C'est ainsi que tantôt les phénomènes se manifestent du côté de la tête, et de là des douleurs nerveuses faciales et autres, des troubles dans l'appareil de la vision et dans celui de l'audition; d'autres fois, au contraire, c'est vers la poitrine que l'action sympathique s'exerce, ce qui fait croire aux malades qu'elles deviennent poitrinaires, en raison surtout du point douloureux et presque constant qu'elles éprouvent entre les deux épaules. Viennent enfin les troubles fonctionnels de l'appareil digestif, d'où résultent ces tiraillements d'estomac qu'accusent les malades, ces espèces de besoins de manger qui, à peine satisfaits, occasionnent, autour de la ceinture, ce sentiment de barre si difficile à supporter, cette quantité de vapeurs si fatigantes qui se développent tant dans l'estomac que dans les intestins, s'accompagnant de douleurs presque continuelles dans le bas des reins, d'inquiétudes dans toutes les parties du corps, de tristesse profonde portée jusqu'aux larmes, de spasmes, d'étouffements et enfin de tout cet état général qui, il n'y a pas longtemps encore, faisait surnommer les pauvres malades, *dames à vapeurs*, ainsi traitées parce qu'on ignorait le siége de leur mal.

En outre de ces divers phénomènes, il s'en présente quelquefois de si alarmants, par l'ensemble de leurs complications, qu'il n'est pas rare de voir des médecins même s'y méprendre, ainsi que le démontrent certains faits rapportés plus bas.

Nous devons dire aussi que beaucoup d'avortements, chez les jeunes femmes surtout, avortements qui ont lieu le plus souvent entre deux mois et demi et cinq à six mois, au lieu de dépendre d'un état de faiblesse ou d'un vice de conformation, comme l'on est tout d'abord disposé à le croire, reconnaissent le plus souvent pour cause soit une ulcération du col de la matrice, soit un engorgement du col ou du corps de cet organe, en raison de l'influence fâcheuse qu'exercent ces sortes d'affections sur la marche de la grossesse. De là la nécessité, de la part des jeunes femmes qui ne peuvent pas supporter longtemps leurs grossesses, de s'assurer, avant toute autre chose, de l'état de leur matrice par une exploration directe, soit au moyen du toucher, soit à l'aide du spéculum.

Si, par les maladies secondaires qu'elles font naître, les maladies de matrice se couvrent d'un voile qui les cache non-seulement aux malades elles-mêmes, mais encore souvent à leur médecin, nous devons dire aussi que les moyens curatifs employés par les médecins qui s'occupent plus spécialement de leur traitement, ne réussissent qu'après une application longtemps soutenue, quand ils n'échouent pas complètement.

Ces insuccès de la part d'hommes dont les noms font autorité dans la science, trouvent leur cause, nous n'en doutons point, dans la difficulté que leur présente l'application des moyens propres à triompher de la maladie, et non dans l'insuffisance de ces mêmes moyens; car il est certain que la matière médicale possède tous les éléments nécessaires pour guérir facilement les maladies utérines, pourvu que ces éléments soient administrés en temps utile et convenablement appliqués, d'où nous avons tiré cette conséquence que leur application immédiate, permanente et facile, sur l'organe malade, devait avoir pour résultat une guérison prompte et radicale.

Aussi est-ce dans le but de trouver un moyen propre à remplir ces trois indications que nous avons dirigé nos recherches incessantes depuis quinze ans.

Dans ces recherches nous nous étions proposé de mettre la matrice en contact permanent avec tels ou tels médicaments, bien persuadé que nous étions qu'à partir du moment où cette indication pourrait être remplie, tout le traitement des maladies qui nous occupent s'améliorerait d'une manière remarquable; et c'est aussi ce qui est arrivé.

Il est en effet facile de comprendre que plus l'agent médicamenteux sera maintenu en contact direct avec la partie malade, plus il aura d'action sur elle.

Telle était aussi la pensée des médecins qui, au lieu d'injections qui ne font que passer, laver pour ainsi dire, conseillaient à leurs malades de se placer de manière à avoir le bassin plus élevé que le reste du tronc afin que les liquides introduits dans le vagin pussent y être conservés pendant un certain temps. Mais la pratique eut bientôt fait justice de ce dangereux procédé, quoique l'idée qui l'avait fait naître fût dans le vrai, car il ne lui manquait que de pouvoir être facilement mise à exécution.

C'est donc cette lacune que vient aujourd'hui remplir notre méthode, qui a pour base de déroger le moins possible aux habitudes des malades, de supprimer toute espèce de cautérisation en appliquant sur l'organe qui souffre les liquides appropriés et en les y maintenant en permanence, quelle que soit la position debout, assise ou couchée.

Cette nouvelle méthode simple, facile et commode, garantit aux malades une guérison radicale qui ne se fait jamais attendre pendant plus de trois semaines ou un mois, ainsi que le démontre notre pratique de tous les jours, soit que nos malades viennent se faire traiter dans notre maison, soit que nous les traitions en ville.

Ces résultats étonneront sans doute les Dames surtout, et c'est là le plus grand nombre, qui après avoir subi un traitement fort long, et observé, pendant très longtemps, un repos absolu, se trouvent à peine soulagées. Mais elles

reviendront de leur étonnement quand elles sauront
qu'au lieu du repos absolu, nous prescrivons l'exercice et
les distractions, vrais moyens de rétablir le système nerveux complètement ébranlé ; qu'au lieu de cautérisations
de huit jours en huit jours, et souvent plus éloignées,
nous maintenons la matrice dans un bain permanent et
composé de médicaments appropriés à la nature de l'affection, la malade pouvant aller et venir tout en portant son
bain avec elle sans en être gênée.

D'après ce court exposé, il est facile de comprendre
que nous obtenions des résultats si prompts et si sûrs.

Dans les cas de chute de matrice avec ulcération au
col, nos moyens seuls , nous ne craignons pas de le dire ,
peuvent obtenir la guérison sans astreindre les malades à
cette stricte et fatigante immobilité généralement exigée ;
voici comment : le col de la matrice, hors de sa cavité ,
subit de la part, soit des vêtements, soit des draps du lit,
des frottements qui l'irritent et l'ulcèrent. Pour guérir
l'ulcération, la première condition à remplir est évidem-
ment celle de réduire la matrice et de la maintenir réduite. A cet effet, les médecins n'ont positivement que
deux moyens, le repos et les pessaires ; et, de ces deux
moyens, l'immobilité sur le dos est, sans contredit, le
moins mauvais, parce que le frottement du col sur la
surface d'un pessaire, plus ou moins dur, non seulement
s'opposerait à la guérison de l'ulcère, mais encore finirait
par l'aggraver ; tandis que nous, au contraire, possédant
les moyens de soutenir la matrice tout en maintenant son
col en rapport avec les médicaments appropriés , nous
obtenons, en peu de jours, une guérison certaine. Ensuite,
après la cicatrisation de l'ulcère, un élastique soutient la
matrice pour qu'elle ne redescende plus, et cela sans
gêner en rien les diverses fonctions de la femme.

Notre méthode, toute supérieure qu'elle est, ainsi qu'il est facile de s'en convaincre pour peu que l'on veuille se donner la peine d'y réfléchir, ne restera pas à l'abri, nous n'en doutons point, non pas de cette critique judicieuse et impartiale qui fera sa fortune en lui rendant justice, mais bien de cette critique envieuse et jalouse qui accueille ordinairement toutes les choses nouvelles et qui ne manquera pas de dire que ce que nous faisons tous les jours en présence de témoins intéressés, est impossible, impraticable même. Mais à ces allégations nous laisserons répondre les faits dont l'éloquence finit toujours par faire triompher la vérité !

Avant d'invoquer ces faits nous allons dire un mot des ceintures hypogastriques.

Il s'en faut de beaucoup que le but dans lequel ont été créées les ceintures hypogastriques ait été atteint. En effet, c'est ordinairement dans l'intention de remédier à des relâchements ou à des descentes de matrice que l'on s'adresse à ces espèces de bandages. Or, comment agissent-ils dans ce cas ? Ça ne peut pas être en soutenant la matrice puisqu'ils pressent sur elle de haut en bas ; ils ne peuvent donc agir qu'en diminuant le diamètre antéro-postérieur du bas-ventre pour empêcher que la masse de l'intestin grêle ne pèse trop fort sur le fond de l'utérus et ne contribue ainsi à opérer la descente de cet organe. Mais est-il bien vrai que les choses se passent de la sorte ? Nous ne le pensons pas, attendu que l'action des ceintures n'est pas assez puissante pour comprimer la région hypogastrique au point de barrer complètement le passage aux petits intestins et les empêcher de se porter en bas. Le but n'est donc pas atteint ; ce qui le prouve, c'est que toutes les fois que nous avons exercé le toucher sur une femme portant ceinture, nous avons trouvé le museau de tanche très-bas ; la matrice n'était donc pas soutenue, conséquemment la ceinture devenait non seulement inutile, mais même nuisible par la pression qu'elle exerçait sur les organes contenus dans l'abdomen, et plus particulièrement sur la vessie, et de là des inflammations, de ce dernier organe surtout, ainsi que nous avons été à même de le constater souvent, notamment chez une jeune dame qui, après avoir été traitée pendant sept mois par un médecin distingué de Metz, se crut obligée, d'après l'avis de ce médecin, de porter une ceinture hypogastrique pour remédier à un relâchement de la matrice. Des douleurs s'étant manifestées dans la région suspubienne, accompagnées d'envies fréquentes d'uriner et de sentiment d'ardeur au meat urinaire lors de l'émission des urines, cette dame crut que les ulcères dont elle avait été guérie s'étaient reproduits ; elle nous pria de nous en assurer, et nous trouvâmes le col ne conservant plus de trace de son ancienne maladie, mais la vessie pressée par le doigt introduit derrière le pubis, occasionna des douleurs intolérables qui, jointes aux symptômes que nous avons signalés, nous firent admettre l'existence d'une irritation de cet organe provoquée par la compression exercée par la ceinture. Cette irritation disparut promptement par la suppression de ce bandage et un traitement émollient. Un de nos élastiques soutint ensuite la matrice avec le plus grand succès, et rendit à notre jeune dame la liberté de ses mouvements qu'elle avait perdue depuis longtemps.

Ce fait, appuyé de bon nombre d'autres observés non seulement par nous, mais par plusieurs de nos confrères, nous ayant confirmé les graves inconvénients des ceintures hypogastriques, nous pensons que ces bandages ne doivent plus trouver place dans le traitement des affections utérines.

La suppression des ceintures hypogastriques, qui ont déjà acquis une certaine célébrité, *faute de mieux,* nécessitait la création d'un moyen dont les avantages pussent être facilement appréciés. Sous ce point de vue, nos élastiques, nous le disons avec confiance, ne laissent rien à désirer : ils sont très-légers, peu volumineux, faciles à introduire, et soutiennent la matrice sans fatiguer la vessie ni le rectum, ni gêner la femme dans les diverses fonctions qu'elle est appelée à remplir.

OBSERVATIONS.

ULCÉRATION GRANULEUSE DU COL.

Madame de N..... était sujette, depuis plusieurs années, à des accès qui, par la gêne qu'ils occasionnaient dans la respiration, avaient une grande analogie avec des accès d'asthme. Ces accès se renouvelaient toutes les heures du jour et de la nuit, d'où absence presque complète du sommeil, ce qui avait considérablement altéré la constitution de cette dame.

Au moment des accès, la circulation du sang se ralentissait tellement que les extrémités devenaient pâles et glacées, tandis que le nez et le pourtour des yeux prenaient une couleur lie de vin. L'estomac se mêlait quelquefois de la partie, et de là de violents vomissements entraînant souvent d'assez grandes quantités de sang. Les accès passés, madame de N..... ne ressentait plus qu'un peu de fatigue, et elle pouvait se promener et prendre ses repas comme si de rien n'était.

Par suite d'accès sérieux, nous fûmes appelé près de cette dame, le 25 septembre dernier : elle nous dit que nous étions le cinquième médecin auquel elle s'adressait, qu'elle était malade depuis trop longtemps pour espérer une guérison, et qu'elle nous priait de lui donner, comme s'étaient bornés à le faire nos devanciers, quelques calmans pour la soulager et la mettre à même de retourner chez elle, à trente lieues.

Avant de prescrire, nous voulûmes d'abord savoir à quelle maladie nous avions positivement affaire ; l'ensemble de tout ce que nous venions d'apprendre n'étant pour nous que des symptômes d'une affection organique ; et, après des recherches convenables, nous acquîmes la conviction qu'il s'agissait d'un ulcère affreux au col de la matrice.

Guérir cet ulcère, c'était détruire les accès et rendre à notre malade la santé qu'elle avait perdue depuis nombre d'années. Mais madame de N..... était pressée de repartir, et ne voulait pas croire que le mauvais état de sa santé pût dépendre de l'ulcère que nous venions de découvrir. Enfin, à force d'instances tant de notre part que de celle de ses parents, chez qui elle était, elle consentit à nous accorder quinze jours.

Ces quinze jours suffirent pour obtenir la guérison de l'ulcère et la disparition des accès. Le quinzième jour, madame de N..... monta en diligence, et elle nous a appris depuis qu'elle n'avait nullement été incommodée de son voyage, et que, n'ayant plus éprouvé d'accès, sa santé allait toujours en s'améliorant de plus en plus.

ULCÉRATION AVEC HYPERTROPHIE DU COL.

Depuis l'année 1849, madame B....., âgée de 39 ans, avait vu sa santé s'altérer de jour en jour, et enfin cette

altération avait pris des proportions telles, qu'aux symptômes ordinaires qui signalent les maladies de matrice,
étaient venus se joindre de violents maux de tête, des
bourdonnements d'oreilles rendant l'ouïe très-confuse, et
une très-grande gêne dans les mouvements de la mâchoire,
d'où résultait une grande difficulté dans l'acte de la mas-
tication; aussi madame B..... était-elle considérablement
maigrie, et ses forces l'avaient-elles pour ainsi dire tota-
lement abandonnée.

C'est dans cet état qu'elle vint nous voir dans le mois
de juillet 1855. L'examen de la matrice nous fit découvrir
des désordres considérables. Au milieu d'une abondante
suppuration sanieuse, infecte, baignait le museau de
tanche, dont la forme naturelle avait fait place à un large
ulcère avec hypertrophie.

Après avoir nettoyé l'ulcère, nous mîmes la matrice
dans un bain d'eau froide que la malade eut soin de
renouveler plusieurs fois par jour.

Aussitôt après l'application du bain, madame B....., qui
était venue chez nous, put repartir pour faire deux lieues
à pied, marchant avec beaucoup plus de facilité qu'au-
paravant.

Sous l'influence des bains utérins, tantôt simples, tantôt
composés, conservés nuit et jour, et malgré les travaux
pénibles de la moisson auxquels madame B..... put
prendre part comme d'habitude, la cicatrisation de l'ulcère marcha d'une manière régulière, les maux de tête
cessèrent, l'ouïe se rétablit, la mâchoire recouvra la liberté
de ses mouvements et les forces se rétablirent après cinq
semaines de traitement.

CHUTE DE MATRICE AVEC EXCORIATION DU COL.

Madame M....., âgée de 55 ans, souffrait d'une descente de matrice depuis 25 ans, et depuis deux ans environ, elle ne pouvait plus s'asseoir. La matrice ayant pris élection de domicile en dehors des parties, y avait acquis un volume considérable, ce qui faisait que toutes les positions, assise, debout ou couchée, étaient difficiles à observer. En effet, debout, le poids de l'organe exerçait des tiraillements douloureux; assise, la position était tellement pénible que madame M..... ne pouvait s'asseoir que sur une fesse; et couchée, le frottement soit de la chemise, soit celui des draps, était devenu très-pénible à supporter.

Malgré cet état de choses, madame M..... n'avait jamais voulu consentir à demander les conseils d'un médecin; mais la force du mal l'y contraignit, et, le 11 septembre 1854, elle nous fit appeler.

Nous la trouvâmes sur son lit, couchée sur le dos, ne pouvant supporter aucune autre position. La matrice formait à l'entrée de la vulve une tumeur du volume de la tête d'un fœtus de six mois; elle était dure, à peu près sphérique, et largement excoriée à la place que devait occuper le col, qui était complètement effacé.

Ramener la matrice à sa position naturelle et l'y maintenir, telles furent pour nous les indications à remplir. Nous procédâmes donc à la réduction, qui ne se fit pas sans quelques difficultés; puis, pour la soutenir, nous appliquâmes notre système, dont l'heureux effet est resté constant jusqu'à ce jour. Quelques injections d'eau froide suffirent ensuite pour mettre fin aux excoriations.

A partir du moment où madame M..... eut la matrice réduite et maintenue, elle put marcher aisément, s'asseoir, se coucher dans tous les sens, et reprendre ses occupations habituelles sans la moindre difficulté.

CHUTE DE MATRICE AVEC ULCÉRATION GRANULEUSE DU COL.

Madame M....., âgée de 65 ans, était depuis longtemps atteinte d'une chute de matrice qui la méttait dans l'impossibilité non seulement de vaquer à ses occupations habituelles, les travaux de la campagne, mais même de se livrer, dans son intérieur, aux soins de son petit ménage. Gênée debout et assise, elle était obligée de rester le plus souvent couchée, encore souffrait-elle ; aussi la voyait-on dépérir tous les jours de plus en plus.

Appelé dans les premiers jours du mois de mai 1855, pour lui donner des soins, nous trouvâmes la matrice débordant de cinq centimètres environ l'orifice de la vulve. Le col était engorgé et couvert d'une ulcération granuleuse saignant au plus léger attouchement.

Deux indications se présentaient : il fallait d'abord réduire la matrice et la maintenir pour mettre le col à l'abri du frottement qui l'avait ulcéré, puis guérir son ulcération. Tout cela eut été fort difficile sans le secours de nos moyens, car soutenir la matrice avec un pessaire ordinaire, c'était soumettre le col à une pression et à un frottement continuels qui ne pouvaient qu'aggraver son ulcère. Traiter celui-ci avant de rentrer la matrice, c'était marcher droit à un insuccès, attendu que le frottement, cause occasionnelle, persistant, la guérison ne pouvait pas avoir lieu.

Il était donc de toute nécessité de trouver un moyen qui, tout en empêchant la matrice de ressortir, permît de donner au col les soins dont il avait besoin. Notre méthode pouvait seule remplir cette double indication. La matrice étant rentrée, nous la mîmes dans un bain qui fut renouvelé plusieurs fois par jour, pendant trois semaines. L'ulcère étant alors complètement guéri, il ne resta plus d'autre indication à remplir que celle de maintenir la matrice, ce qui nous fut très-facile avec un de nos élastiques.

A partir des premiers jours où madame M..... commença son traitement, elle reprit progressivement ses occupations, et maintenant elle travaille comme elle le faisait avant d'être malade.

DESCENTE DE MATRICE AVEC ULCÉRATION DU COL,

La malade portant une ceinture depuis quatre ans.

Madame D....., âgée de 32 ans, avait été traitée par plusieurs médecins pour un ulcère au col et une descente de matrice. Le traitement avait duré fort longtemps, et depuis quatre ans elle portait une ceinture qui lui avait été conseillée par son médecin.

Dans le courant du mois d'avril dernier, cette dame vint nous consulter à cause des grandes difficultés qu'elle éprouvait pour marcher, et de douleurs assez vives qu'elle ressentait dans le bas-ventre avec besoin fréquent d'uriner.

L'examen des organes nous fit constater que la matrice était très-basse, son col légèrement ulcéré, et la vessie fortement irritée par la pression qu'exerçait la ceinture.

Soumise immédiatement à notre méthode, madame D..... mit de côté sa ceinture dès le premier jour de son arrivée à la maison, et le douzième jour, elle repartit l'ulcère guéri, marchant sans difficulté, et ses idées tristes s'étant métamorphosées en une fort aimable gaîté.

DESCENTE DE MATRICE,

La malade portant ceinture depuis six mois.

Madame L....., âgée de 42 ans, portait depuis six mois une ceinture, croyant par ce moyen soutenir la matrice et pouvoir marcher avec moins de difficulté; mais elle fut trompée dans son attente, et, ayant appris que nous possédions un moyen sûr et commode, elle vint passer cinq jours à la maison, d'où elle repartit débarrassée de sa ceinture, marchant très-facilement et jouissant d'un appétit qu'elle avait presque entièrement perdu.

Depuis le départ de madame L..... son mieux ne s'est pas démenti, car voici ce qu'elle nous a écrit : « Je me » trouve parfaitement bien, je n'ai plus de maux de reins, » de chaleurs, de douleurs dans l'aine, de lancées à la » matrice; je marche sans fatigue et je n'ai, jusqu'à pré- » sent, qu'à m'applaudir d'avoir employé votre système, » et c'est avec bien du plaisir que je vous fais part du » résultat que j'ai obtenu. »

Nous pourrions mettre sous les yeux de nos lecteurs un plus grand nombre d'exemples de guérisons de relâche- ments, de descentes et d'ulcères de la matrice, ainsi que des phénomènes secondaires plus ou moins fâcheux qu'ils avaient occasionnés, souvent plus difficiles à guérir que la maladie principale. Nous pourrions citer un grand nombre de ceintures portées pendant dix ou douze ans et mises en un seul jour de côté, à la grande satisfaction des malades; mais nous espérons que les quelques observa- tions qu'on vient de lire, seront plus que suffisantes pour convaincre les personnes intéressées de la grande supé- riorité d'une méthode qui affranchit de l'emploi des ceintures hypogastriques et garantit une guérison prompte et radicale.

Avant de terminer, nous dirons que la recherche des moyens propres à maintenir la matrice en rapport immédiat et permanent avec tels ou tels médicaments, nous a conduit à la découverte d'un appareil propre, sinon à guérir les fistules de la vessie chez les femmes, du moins à remédier à leurs graves inconvénients en recueillant les urines dans le vagin, au-dessous du point fistuleux, et en constituant ainsi une espèce de vessie artificielle. Cette vessie, portée nuit et jour sans que pour ainsi dire la femme s'en aperçoive, la préserve d'être continuellement mouillée par l'urine; de plus, elle peut être facilement vidée lorsqu'elle est pleine, sans qu'il soit nécessaire de la déplacer.

GAIRAL.

Le docteur GAIRAL, *demeurant à Carignan (Ardennes), reçoit chez lui les malades qui désirent s'y faire traiter.*

Charleville, Typ. et Lith. de A. Pouillard. — 8215.